brodet.
Nivet.

RAPPORT DU DOCTEUR NIVET

OPUSCULES ADRESSÉS A L'ACADÉMIE DE CLERMONT-FERRAND,

Par MM. LORDAT et KUHNHOLTZ, de Montpellier.

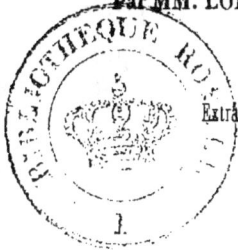

Extrait des Annales de l'Auvergne. (Année 1844.)

DEUX médecins, MM. Lordat, professeur de phy-
siologie, et Kühnholtz, professeur agrégé et bibliothécaire de la faculté de Montpellier, ont adressé à
l'Académie de Clermont plusieurs brochures qui mé-
ritent de fixer l'attention de cette société savante.
Quelques-unes de ces brochures sont consacrées à la
défense des doctrines médicales de l'école de Montpellier qui ont été attaquées par un médecin de Paris.
Elles seront l'objet spécial de notre examen.

Mais avant d'indiquer les sujets en litige, nous
allons jeter un coup d'œil rapide sur les diverses doctrines sérieuses qui règnent aujourd'hui parmi les médecins français.

L'école de Montpellier admet que dans l'homme la
matière est dominée par un principe immatériel qui
se compose de deux parties unies intimement l'une à
l'autre et offrant néanmoins des attributs distincts.

Ces deux parties sont l'âme intelligente et l'âme

médicale qui porte aussi le nom de force vitale. Ce système se retrouve tout entier dans·les ouvrages d'Hippocrate. En effet, le père de la médecine, indépendamment de la prudence et de l'entendement dont il place le siége dans le cerveau (1), reconnaît l'existence, dans le corps humain, d'une parcelle de la puissance créatrice de la nature, espèce d'âme ignée qui a la force d'attirer ce qui est bon et de rejeter ce qui est nuisible, afin de concourir à la conservation de l'ensemble.

Le principe immatériel de l'école vitaliste hippocratique diffère, comme on le voit, de l'âme de Stahl qui est unique, et dirige en même temps les actes volontaires et les fonctions dont nous n'avons pas la conscience, et que nous ne pouvons pas modifier. Si l'on considère que le principe vital est à l'état d'isolement dans les animaux inférieurs et les végétaux, on sera obligé de donner raison à l'école hippocratique.

Examinons maintenant les théories de l'école de Paris. Elles peuvent se rattacher à quatre doctrines principales.

La première est celle des médecins spiritualistes qui sont restés, comme ceux de Montpellier, fidèles aux vieilles idées.

_____

(1) Ailleurs il dit, il est vrai, que l'âme réside dans le cœur. (*Examen des doctrines de Broussais.*)

L'école anatomico - pathologique vient ensuite. Après avoir répudié les observations écourtées des anciens, elle s'est mise à travailler sur nouveaux frais. Elle accumule des matériaux en attendant qu'un homme de génie vienne les mettre en œuvre pour reconstruire l'édifice médical. Elle étudie les faits, et traduit en chiffres les résultats de ses expériences. Nous lui reprocherons de n'avoir pas de système et d'abuser de la statistique médicale.

Nous placerons en troisième ligne la doctrine physiologique que nous avons vue naître et mourir dans l'espace de quelques années. Pour bien comprendre le succès de vogue qu'elle a obtenu, il faut avoir présentes à la mémoire les opinions philosophiques qui régnaient en France à l'époque où elle parut.

Voltaire, en attaquant dans ses écrits les religions juives et chrétiennes, afin de ramener l'homme au déisme, ne se doutait pas que ses sarcasmes serviraient un jour à détruire la morale et la théosophie. Il fut dépassé par ses élèves, et l'athéisme, proclamé dans l'Encyclopédie, fut mise en œuvre par les révolutionnaires de 1793. Après cette époque, le scepticisme, ou quelque chose de pire, prédomine parmi les hommes qui ont la prétention d'être savants.

C'est dans un moment si opportun que Broussais paraît sur la scène médicale. Il s'efforce de couvrir de ridicule les systèmes vitaliste, humoriste et mécanique, et sans remonter à la source, à la cause pre-

mière des phénomènes de la vie, il s'empare d'une
propriété secondaire des tissus vivants, et il en fait le
point de départ de ses hypothèses. Broussais a peu
d'aptitude pour la psycologie ; il fait table rase de nos
institutions philosophiques, et il déclare que l'irritation est la cause de toutes les altérations morbides. Il
ne peut néanmoins retenir l'aveu tacite de l'existence
du principe vital. On trouve cet aveu dans la phrase
suivante empruntée à la sixième proposition de son
examen des doctrines, dans laquelle cet auteur parle
de la chimie particulière aux êtres vivants. Broussais
s'exprime ainsi : « *La Puissance inconnue* qui met
cette chimie en action, donne aux organes, en les
composant, la faculté de se mouvoir en se contractant,
et à leur ensemble la faculté de témoigner qu'il est
sensible. »

Il y a donc au-delà de l'irritabilité une puissance
qui a créé cette propriété des tissus et qui la do-
mine ; comment se fait-il que le chef de la doctrine
physiologique n'ait pas pris cette cause première,
cette puissance souveraine, pour base de son système ? Ajoutons que Broussais a racheté plus tard,
aux yeux de ses sectateurs, cette indiscrète proposition, en se prononçant de plus en plus en faveur
des idées matérialistes.

Les personnes qui recueillent patiemment les élé-
ments d'un problème avant de le résoudre, qui,
après avoir mûrement réfléchi, tirent des conclusions

sans se laisser influencer par leurs préjugés ou leurs passions , sont très-rares. Si tous les hommes suivaient une marche logique dans leurs raisonnements, s'ils étudiaient toutes les faces de la question , il y aurait certainement beaucoup moins de désaccord entre eux ; mais les masses trouvent plus agréable de prendre un système tout fait ; et la seule condition qu'elles mettent à leur acceptation, c'est que ce système soit facile à comprendre , facile à appliquer, et qu'il ait quelque apparence de nouveauté.

Broussais présente à ses contemporains une doctrine qui remplit toutes ces conditions. Elle séduit par sa simplicité les hommes qui ont fait ou qui trouvent commode de faire des études superficielles , et la voix du peuple médical fait oublier les enseignements de la raison , et cette voix oblige des hommes fort instruits à taire leurs pensées en attendant des jours meilleurs.

Voici le résumé des opinions de Broussais : « Les théories qui ont précédé la sienne sont absurdes ; les solides sont toujours le siége primitif de la maladie ; tout état morbide est le résultat d'une irritation ou d'une inflammation (1), qu'il convient de combattre par les antiphlogistiques et les émollients ; toutes les affections désignées par les anciens sous le nom de

---

(1) D'après ce médecin le scorbut fait seul exception à cette règle..

fièvres essentielles, sont des fièvres symptomatiques d'une inflammation locale. »

Avec un pareil système, l'apprentissage du médecin devient prompt et facile ; aussi les élèves reçoivent-ils avec enthousiasme les principes de Broussais, et la nouvelle école range parmi les médecins arriérés tous ceux qui refusent d'accepter sans restriction les opinions du maître. La faculté de Montpellier repousse courageusement les théories modernes, mais ses protestations ne peuvent arrêter les progrès de l'épidémie. Il faut vingt ans d'observations et d'expérience pour détruire les hypothèses des physiologistes.

Broussais, tout en nous conduisant dans une voie mauvaise, a cependant rendu des services à la science. Il a étudié avec beaucoup de soin l'influence exercée par les lésions locales sur l'économie tout entière ; mais il a méconnu la cause première des phénomènes morbides ; nous ne pouvons accepter ses théories.

Ses idées sont sur certains points tellement éloignées de la vérité, qu'au bout d'un petit nombre d'années, ses élèves sont obligés de renier le maître, et d'admettre l'existence des cacochymies et des empoisonnements miasmatiques (1).

L'unité est détruite , la pierre angulaire est enle-

---

(1) Roche et Sanson , 5e édition.

vée, et l'édifice s'écroule peu à peu, battu en brêche par les écoles anatomique et vitaliste. On revient à l'étude des anciens, et l'on s'aperçoit que leurs croyances, si elles sont trop généralisées, ne sont pas toutes inexactes, et l'éclectisme commence à jeter de profondes racines. Malheureusement aucun drapeau n'a encore été arboré pour servir de point de rallie- ment; on attend que les esprits soient aptes à em- brasser l'ensemble des idées nouvelles. Nous aban- donnons volontiers l'éclectisme sceptique aux fureurs de M. Bouillaud, mais nous repoussons ses sarcasmes s'il prétend les adresser à l'éclectisme vitaliste.

Nous allons résumer les théories de ce dernier système.

Nous croyons avec l'école de Montpellier que dans tous les animaux supérieurs, il existe une partie inerte, soumise aux lois de la physique et de la chimie inor- ganique, et un principe immatériel, qui modifie, régularise et vivifie la matière. Ce principe immaté- riel se compose de l'âme *intellectuelle* (1) et du principe vital.

L'âme intellectuelle embrasse tous les actes dont nous avons la conscience. La sensation, la percep- tion, le jugement, la détermination, la volonté, les

_____

(1) Nous avons évité de nous servir, comme l'école de Mont- pellier, du mot *âme intelligente*, parce que nous croyons que cette épithète s'applique également au principe vital. ·

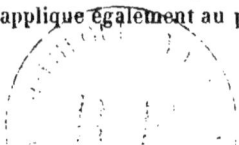

passions, les besoins, les idées, font partie de son domaine.

La force vitale préside aux fonctions qui s'exécutent à l'insu du *moi*, et qui ne reçoivent que d'une manière indirecte ou éloignée l'influence de la volonté. La circulation, la respiration, la digestion, les sécrétions, l'absorption, la nutrition, sont soumises à son empire.

Ces deux principes, dont le système nerveux encéphalo-rachidien et ganglionnaire sont les instruments, réagissent fréquemment l'un sur l'autre. Tous les bons observateurs ont remarqué l'action des émotions morales, fortes ou prolongées sur la nutrition et la digestion; de même aussi ils ont vu les maladies chroniques douloureuses, aigrir le caractère et changer l'âme intellectuelle.

Le principe vital ne peut pas s'opposer à l'absorption des poisons, des miasmes et des virus; mais il a le pouvoir de les chasser hors de l'économie animale toutes les fois que leur quantité n'est pas assez grande pour occasionner rapidement la mort. Introduisez dans le sang des sels d'arsenic, de mercure ou d'antimoine, et au bout d'un certain nombre d'heures, le poison se retrouvera dans les urines (Orfila). Inoculez la variole ou le vaccin, une éruption aura lieu du côté de la peau, et débarrassera l'individu du virus qui a été introduit. Il est vrai que dans certaines maladies la force vitale est impuissante, mais cette im-

puissance ne doit pas faire méconnaître le rôle important qu'elle joue dans le plus grand nombre des altérations morbides.

Dans les fractures simples, dans les plaies sous-
cutanées, une lymphe réparatrice s'épanche sans qu'il
se manifeste des symptômes d'inflammation. Bientôt
cette lymphe s'organise; dans le premier cas, elle se
transforme en tissu osseux; dans le second, elle prend
les caractères des tissus fibreux ou cellulaires. Dira-
t-on que c'est une force aveugle qui préside à ces
transformations ?

Pour nous, nous sommes convaincu, avec l'école
de Montpellier, que la marche des actes physiologi-
ques et pathologiques est sous la dépendance du principe immatériel, et que ce principe peut à lui seul
guérir un grand nombre de maladies.

Indiquons maintenant les diverses classes d'altérations dont les faits prouvent l'existence.

1re CLASSE. — Les passions exagérées, les pen-
chants et les instincts pervertis sont des maladies
de l'âme intellectuelle.

Les phrénologistes, en disant que les instincts, les
facultés et les passions dépendent uniquement de la
forme originelle du cerveau, ont exagéré l'influence
du physique sur le moral. Ce qu'il y a de singulier,
c'est que ceux d'entre eux qui ont voulu modifier les
dispositions vicieuses, n'ont point recommandé l'u-
sage de remèdes mécaniques ou médicamenteux ,

agissant sur l'organe qu'ils croient malade; ils ont conseillé des moyens purement moraux : l'éducation, les conseils et les bons exemples. Or, nous le demandons, est-ce une chose palpable que cette action de la pensée d'un individu sur celle d'un autre individu? Nous ne comprenons réellement pas comment nos esprits forts sont parvenus à se convertir de bonne foi aux croyances matérialistes.

2ᵉ CLASSE. — *Maladies du principe vital.* — Les émotions tristes, long-temps prolongées, réagissent presque toujours sur les fonctions des organes soumis à l'influence du principe vital. Les digestions deviennent languissantes, le cœur est le siége de palpitations nerveuses, la nutrition languit, des hypersécrétions se déclarent, et affaiblissent les malades. Ces troubles nerveux sont, à nos yeux, un effet de l'action de l'âme intellectuelle sur l'âme médicale. Sans doute on nous reprochera de faire de l'ontologie et de la médecine métaphysique ; mais nous devons dire que nous nous exposons avec connaissance de cause au blâme de nos adversaires.

Nous répondons d'avance à leurs objections que la thérapeutique, opposée à ces *dérangements fonctionnels*, est toute en faveur de notre système. Ces états pathologiques ne sauraient être guéris par des médicaments ; il faut de la distraction et de l'exercice ; des remèdes, en un mot, qui soient en rapport avec la nature et la cause de la maladie.

3ᵉ Classe. — *Lésions des solides.* — Ces lésions peuvent être occasionnées par une action toute mécanique, ou par des modifications organiques, auxquelles on a donné le nom de congestion et d'irritation primitives.

La congestion peut disparaître sans laisser de traces ou déterminer des hémorrhagies et des épanchements, et consécutivement des paralysies.

L'irritation présente plusieurs variétés. Tantôt elle a son siége dans les réseaux capillaires sanguins et nerveux, tantôt elle se porte sur les filets ou les gros troncs nerveux. Dans le premier cas, elle prend le nom d'irritation inflammatoire; dans le second, on la nomme irritation nerveuse.

A. Les irritations nerveuses sont aiguës ou chroniques. Elles peuvent être le résultat de causes mécaniques, ou se développer sous l'influence d'une altération générale des fluides. (*Névralgies chlorotiques, fièvres larvées,* etc.)

On comprend que ces dernières maladies exigent un traitement tout autre que les irritations en général. Il était donc nécessaire de les séparer, et c'est ce que n'a pas fait le chef de la doctrine physiologique.

B. L'irritation inflammatoire primitive, dont le plus haut degré constitue ce qu'on nomme inflammation, est la cause efficiente des maladies qui suivent le contact des corps irritants, l'introduction d'un corps étranger dans des cavités naturelles qui ne sont point accoutumées à sa présence, les plaies, etc.

A l'exemple de M. Lavort, nous rapprocherons de ces affections traumatiques, les inflammations qui succèdent à la suppression d'une hémorrhagie et celles qui surviennent après un refroidissement brusque. Dans les autres circonstances, l'irritation est un accident, une complication ou un épiphénomène de la maladie, mais elle n'en est pas la cause première.

C. On devrait, à notre avis, distinguer des lésions précédemment indiquées les irritations sécrétoires et nutritives qui ne sont point accompagnées de douleur et de congestion sanguine apparente, et qui peuvent se manifester sous l'influence d'une modification générale ou locale, dont l'essence nous échappe presque toujours.

4ᵉ CLASSE. — *Maladies des liquides.* — Cette classe comprend : *A.* les empoisonnements qui sont accompagnés de l'absorption et du passage dans le sang d'un principe vénéneux. Tels sont les intoxications par les solanées, l'opium, l'acide hydrocyanique, la strychnine, les sels d'arsenic, d'antimoine, de mercure, etc. (1);

B. Les maladies d'origine miasmatique, contagieuses et non contagieuses; la variole, la rougeole, la scarlatine, la suette, les fièvres intermittentes, la

-----

(1) Beaucoup de ces poisons, lorsqu'ils ont été absorbés, portent leur action sur le système nerveux.

fièvre jaune, le choléra-morbus, le typhus et proba-
blement aussi la fièvre typhoïde;

C. La fièvre purulente, la syphilis, la rage, la
morsure des animaux venimeux, et les maladies char-
bonneuses générales.

D. Nous rapprocherons de ces états pathologiques
le scorbut, la chlorose, la phthisie au premier degré,
les scrofules, le cancer, la goutte, le rhumatisme,
la gravelle et quelques affections dartreuses hérédi-
taires ou invétérées, dans lesquelles l'altération du
sang joue, à notre avis, un rôle important.

Dans toutes les maladies qui font partie de la cin-
quième classe, l'introduction d'un principe étranger
dans le sang, ou les changements que la composition
de ce fluide a éprouvés, sont la cause réelle de la
maladie ; nous le répétons, les inflammations, les
irritations nerveuses, les paralysies, les hypersécrétions et les suppurations, les tophus, les graviers et
les calculs sont des complications ou des effets de la
modification morbide du liquide nourricier et des efforts que fait l'âme médiatrice pour éliminer la cause
de la maladie.

Malheureusement ces efforts sont quelquefois im-
puissants, ou bien ils dirigent le principe morbide
vers des organes intérieurs, ou ils occasionnent des
désordres graves, comme cela arrive dans la phthisie.

Nous devons dire que dans les maladies locales,
la congestion et l'inflammation peuvent laisser, quand

elles ont disparu, des maladies asthéniques qui exigent un traitement particulier. Les maladies des fluides peuvent aussi devenir atoniques, et quelques-unes d'entre elles, le scorbut et la chlorose, par exemple, sont asthéniques à leur début. Comme le traitement est le but définitif de la médecine, on comprend que ces particularités doivent être prises en grande considération quand on s'occupe d'une nosographie.

5e CLASSE. — Enfin nous rangerons au nombre des cacochimies les altérations consécutives qui compliquent certaines affections graves. Telles sont les fièvres hectiques des cancéreux et des phthisiques.

Nous n'avons pas la prétention d'avoir exposé complètement les opinions des éclectiques vitalistes ; nous aurons atteint notre but si nous avons indiqué d'une manière claire et précise les bases de ce système dont les indications thérapeutiques nous ont dicté les divisions principales.

Maintenant que nous connaissons les doctrines professées dans les facultés du Midi et du Nord, et que nous avons exposé nos théories, qui sont intermédiaires à celles de Montpellier et à celles de l'école éclectique de Paris, nous allons aborder les points en litige.

M. Peisse, dans la préface qu'il a placée en tête des fragments de philosophie de M. William Hamilton, a imprimé la phrase suivante :

« Je dois, à propos des médecins et de la médecine, réparer ici une omission qui m'est échappée.

Ce reproche de tendances sensualistes et matérialistes s'adresse en général à l'école de Paris, où les exceptions sont d'ailleurs *très-rares;* mais il faut excepter plus spécialement l'école de Montpellier, qui a toujours professé des principes opposés, et s'y est tellement attachée, que la métaphysique lui a fait *souvent* oublier la médecine. »

L'assertion de M. Peisse, appliquée à l'école de Broussais, est très-exacte; mais en généralisant son attaque, il a dépassé, au moins à notre avis, les bornes de la vérité. Nous avons beaucoup vécu avec les élèves qui ont fait leurs études dans ces derniers temps, et nous pouvons affirmer que, parmi eux de même que parmi les praticiens de province, il existe un grand nombre de médecins qui ont des tendances spiritualistes, et ces tendances se remarquent aussi parmi les professeurs de la faculté de Paris.

L'école de Montpellier a récusé également le jugement porté par l'éditeur d'Hamilton, et la discussion provoquée par l'œuvre de ce publiciste nous a valu deux ou trois feuilletons de M. Peisse, deux opuscules de M. Lordat et une lettre de M. Kühnholtz. Ces ouvrages sont écrits avec esprit et talent, mais nous trouvons que ceux des professeurs de Montpellier l'emportent par la logique. Aussi M. Peisse est-il obligé d'avouer que son attaque a été exagérée; et l'adverbe restrictif qu'il a ajouté dans l'une de ses lettres, détruit en grande partie la valeur de ses premières assertions.

L'école de Montpellier avoue avec orgueil qu'elle

s'occupe de philosophie et de métaphysique; mais elle prétend avec raison que la médecine pratique a toujours été le point de départ de ses théories (1).

Indépendamment des trois mémoires que j'ai cités, l'Académie a reçu un opuscule sur le mutisme et diverses imperfections de la parole. Ce livre contient des observations entièrement nouvelles; il a été publié par M. Lordat. M. Kühnholtz vous a également adressé un éloge de Celse le médecin. Ce travail, rempli d'érudition et de recherches consciencieuses, prouve combien est laborieux le bibliothécaire de l'école de Montpellier.

Je n'ai plus qu'un mot à dire sur les personnes. M. Lordat est un homme si haut placé dans l'opinion publique, que nous devons considérer comme une faveur la demande qu'il nous a adressée d'appartenir à notre compagnie. Nous vous invitons à le nommer, séance tenante, membre correspondant de l'Académie de Clermont.

Quant à M. Kühnholtz, quoiqu'il soit moins célèbre, il a suffisamment fait ses preuves pour mériter nos suffrages unanimes.

---

(1) Les nombreux emprunts que nous avons faits aux doctrines de cette école, en exposant le système éclectique vitaliste que nous avons adopté, sont une approbation tacite donnée aux dogmes professés à Montpellier.

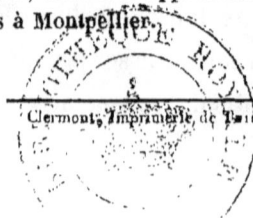

Clermont, Imprimerie de Thibaud-Landriot frères.